BEI GRIN MACHT SICH IHR WISSEN BEZAHLT

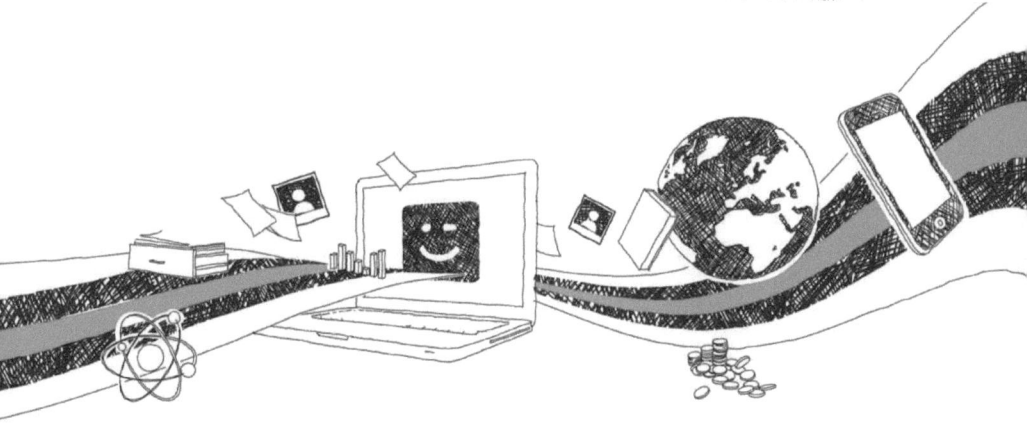

- Wir veröffentlichen Ihre Hausarbeit,
  Bachelor- und Masterarbeit

- Ihr eigenes eBook und Buch -
  weltweit in allen wichtigen Shops

- Verdienen Sie an jedem Verkauf

Jetzt bei www.GRIN.com hochladen und kostenlos publizieren

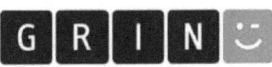

Petra Christine Türl

Eine Annäherung an den Systembegriff

GRIN Verlag

Bibliografische Information der Deutschen Nationalbibliothek:

Die Deutsche Bibliothek verzeichnet diese Publikation in der Deutschen National-
bibliografie; detaillierte bibliografische Daten sind im Internet über http://dnb.d-
nb.de/ abrufbar.

Impressum:

Copyright © 2005 GRIN Verlag GmbH
Druck und Bindung: Books on Demand GmbH, Norderstedt Germany
ISBN: 978-3-640-75825-8

Dieses Buch bei GRIN:

http://www.grin.com/de/e-book/162160/eine-annaeherung-an-den-systembegriff

Eine Annäherung an den Systembegriff

Hausarbeit

von Petra Türl

Wintersemester 2005
Gesundheits- und Pflegemanagement, Bakkalaureat
Fachhochschule Technikum Kärnten

Inhaltsverzeichnis:

1 Einleitung

Die Beschäftigung mit dem Systemmodell von Betty Neuman hat den Anstoß zu dieser Hausarbeit gegeben. Der ursprüngliche Gedanke war, sich mehr oder minder auf Neuman zu beschränken, ihrem Systemverständnis nachzugehen, die Bedeutung des Systemgedankens auf die Pflege zu erläutern, sowie einen zukünftigen Ausblick zu geben.

Bei der Auseinandersetzung mit der umfassenden Literatur zum Thema „System", „Systemdefinitionen" und „Systemdenken" hat sich herausgestellt, dass es kaum möglich ist, einen speziellen Bereich, wie z.B. die Pflege, isoliert zu betrachten. Der Pflegebereich ist kein abgeschlossenes System, sondern in Wechselbeziehung mit angrenzenden Systemen. In der vorliegenden Arbeit wird daher dem Systemverständnis sowie der Systemdefinition, sowohl von Betty Neuman als auch von anderen Autoren, nachgegangen. Es wird versucht, den Systembegriff aus unterschiedlichsten Denkrichtungen zu erläutern.

Ziel der Arbeit ist, den Systembegriff in seiner Ganzheit zu erfassen und seine Bedeutung sowohl für den Pflegebereich als auch für übergeordnete Bereiche herauszuarbeiten. Da das Material zu diesem Thema beinahe unüberschaubar ist, kann es sich nur um eine Annäherung an diese Thematik handeln.

Schlägt man im Deutschen Wörterbuch (1968, 3508) unter dem Begriff System nach, finden sich folgende Erläuterungen:

- in sich geschlossenes, geordnetes u. gegliedertes Ganzes;
- Gesamtheit, Gefüge von Teilen, die voneinander abhängig sind, ineinander greifen od. zusammenwirken;
- Gesamtheit von Körpern, Feldern usw. die voneinander abhängig sind u. als Ganzes betrachtet werden;

Dem Systembegriff begegnet man heute in den unterschiedlichsten Bereichen, sei es im Management, in der Organisationsberatung oder in der Psychotherapie. Auch im Pflegebereich hat systemisches Denken in verschiedenen Pflegemodellen und

Theorien Einzug gehalten. Den theoretischen Hintergrund bildet dabei die Systemtheorie.

In der Systemtheorie fließen Erkenntnisse aus Physik, Biologie, Logik, Mathematik, Soziologie, Philosophie und anderen Wissenschaftszweigen zusammen. Es ist allerdings nicht möglich von *einer* „Systemtheorie" zu sprechen, da es verschiedene Begründer und damit unterschiedliche Ansätze gibt. Folglich sind auch die Definitionen und Begriffe unterschiedlich und zum Teil einander widersprechend.

Man könnte die verschiedenen Theorien als einen Denkansatz sehen, in dem es um Ganzheiten geht. Systemisches Denken ist somit eine Betrachtungsweise, die der Gefahr entgegenwirken soll, sich in Einzelheiten zu verlieren (vgl. www.systemische-beratung.de, 16.1.2006).

Gerade in der Medizin ist immer wieder die Tendenz zu beobachten, dass der Mensch nicht in seiner Ganzheit sondern reduziert auf seine Erkrankung gesehen wird. Max Mustermann von Zimmer 4 wird zum „Herzinfarkt" von Zimmer 4. D.h. der Herzinfarkt wird als Einzelelement gesehen, mehr oder minder losgelöst vom „System" Mensch. Systemische Sichtweisen und Modelle haben das Bestreben diesem „Einzelelementdenken" entgegenzuwirken. Ein System besteht zwar aus einzelnen Elementen, allerdings erhalten diese Elemente ihre Bedeutung erst durch die Funktion im System. Das heißt, das Ganze ist mehr als die Summe seiner Teile.

Die Arbeit ist in sieben Kapitel gegliedert:

- Das **erste** Kapitel beginnt mit einem kurzen Streifzug durch die Geschichte des Systembegriffs.

- Es folgt in Kapitel **zwei** die Auseinandersetzung mit den wichtigsten systemtheoretischen Ansätzen.

- Kapitel **drei** beschäftigt sich mit allgemeinen Ausführungen zu Systemen.

- In Kapitel **vier** werden ganzheitliche Denkansätze im Gesundheitsbereich untersucht.

- Dem Systemmodell von Betty Neuman, das den Anstoß für diese Arbeit gab, ist das **fünfte** Kapitel gewidmet.

- Das **sechste** Kapitel gibt die persönliche Meinung der Autorin wieder, was systemisches Denken im Pflegeberuf für eine Bedeutung hat.

- Den Systembegriff in seiner Ganzheit zu erfassen versucht das abschließende **siebente** Kapitel, verbunden mit einer Vorstellung darüber, was systemisches Denken für die Zukunft bedeuten könnte.

2 Geschichtlicher Rückblick

Dieses Kapitel ist ein kurzer geschichtlicher Exkurs zum Thema System und Ganzheitlichkeit.

2.1 Griechenenland

Die alten Griechen fassten den Kosmos, die menschliche Gemeinschaft, den Menschen und seine Werke als eine Ganzheit auf – dafür verwendeten sie bereits den Begriff „System".

Unter dem Systembegriff verstanden die Griechen: „Ein Gebilde, das irgendein Ganzes ausmacht und dessen einzelne Teile in ihrer Verknüpfung irgendeine Ordnung aufweisen" (Alois von der Stein, 1968 zit.n. www.muellerscience.com, 18.1.2006).

Pythagoräer

Pythagoräische Ärzte waren der Meinung, dass nur die richtige Mischung den Menschen gesund erhält, die Gesundheit wird durch das Gleichgewicht der Kräfte erhalten. Dieses Gleichgewicht kann durch „äußere Veranlassungen" gestört werden.

Platon

Platon bezeichnet jemanden der „zusammenschauen" kann als „Systemiker". Zusammenschauen meint hier unterschiedliches Gedankengut zu einem Ganzen zusammenfügen bzw. „zusammendenken". Ganzheits- und Systembetrachtungen gehörten also im alten Griechenland schon zusammen (vgl. www.muellerscience.com, 18.1.2006).

2.2 Europa:

In Europa wurden Impulse zu ganzheitlichem Denken im 13.Jhd. äußerlich sichtbar durch die Gründung von Universitäten und das Zusammenstellen von riesigen Enzyklopädien.

In den nächsten drei Jahrhunderten führten Entdeckungen und Erfindungen zu einer zunehmenden „Mechanisierung des Weltbildes", immer einhergehend mit ganzheitlichen Gegenbewegungen (vgl. www.muellerscience.com, 18.1.2006).

Kepler und Descartes:

Im 17.Jhd. schwankte der Astronom Kepler zwischen einer ganzheitlichen Weltsicht und einer mechanistischen Vorstellung und entschied sich letztendlich für die mechanistische Sichtweise. Kurz darauf kam es zu einer „Entseelung" von lebendigen Organismen durch den Philosophen Descartes (1632). Er sah den Menschen nicht mehr als ganzheitliches System, sondern als hydraulische Maschine (vgl. www.muellerscience.com, 18.1.2006).

Boerhaave:

Die Maschinentheorie des Lebens war um 1700 die vorherrschende Theorie und machte auch vor der Medizin nicht halt. Der niederländische Arzt Boerhaave (1708) nahm eine scharfe Trennung zwischen seelischen und physischen Vorgängen vor. Alles Seelische erklärte er psychologisch, alles Leibliche streng mechanisch. Zwischen Seelischen und Leiblichen Vorgängen gibt es auch keine Wechselwirkungen (vgl. www.muellerscience.com, 18.1.2006).

Erst im 18.Jhd. kam es durch Philosophen und Dichter des „deutschen Idealismus" wieder zu ganzheitlichem Denken.

Kant:

Kant brachte Ganzheit und System wieder miteinander in Verbindung. Er unterschied ein Ganzes im Bereich der Anschauung und eines im Bereich der Synthesis durch den Verstand. Daraus schafft die Vernunft ein „nach notwendigen Gesetzen zusammenhängendes System" (Kant, 1790, § 65).

Goethe:

Goethe entwickelte die Morphologie (Lehre von den Formen) und schrieb in „Versuch, die Metamorphose der Pflanzen zu erklären": „die lebendigen Bildungen als solche zu erkennen, ihre äusseren sichtbaren, greiflichen Teile im Zusammenhang zu erfassen, sie als Andeutungen des Inneren aufzunehmen und so

7

das Ganze in der Anschauung gewissermaßen zu beherrschen (Goethe, 1807/17, zit. nach www.muellerscience.com, 18.1.2006).

19.Jahrhundert:

Die ganzheitlichen Denkrichtungen des 19.Jhd. zerfielen in unterschiedlichste Strömungen und machen eine Zusammenschau fast unmöglich. Anhänger und Gegner verwendeten verschiedene Begriffe und nahmen andere Zuordnungen vor. Gelehrte und Forscher selbst prägten neue Begriffe, Ansichten wurden oftmals geändert und Theorien unscharf formuliert (vgl. www.muellerscience.com, 18.1.2006).

Trotz der oft widersprüchlichen Strömungen mündete systemisches Denken im 20.Jhd. in den Systemtheorien, deren grundlegende Aussagen im nächsten Kapitel herausgearbeitet werden sollen.

3 Systemtheoretische Definitionen:

Die systemtheoretischen Ansätze und Zugänge im 20.Jhd. entwickelten sich teils nebeneinander, teils aufeinander aufbauend. Die Modelle der bedeutendsten Systemtheoretiker wurden für dieses Kapitel ausgewählt.

3.1 Kybernetik

Der Ausdruck Kybernetik wurde vom amerikanischen Mathematiker Norbert Wiener (1894 – 1964) geprägt. Der Fokus der Kybernetik liegt auf der Regelung und Steuerung von unbelebten Systemen. Es handelt sich dabei um geschlossene Systeme, die mit der Umwelt nicht in Kontakt stehen, da sie sich durch interne Operationen reproduzieren. Das kybernetische System hat die Aufgabe einen bestimmten Sollwert aufrechtzuerhalten, wobei die Vorgabe des Sollwertes von außen kommt. Ein Thermostat, der auf die Temperatursignale der Umwelt reagiert, wäre ein klassisches Beispiel (vgl. Klassen, 2004,25).

3.2 Allgemeine Systemtheorie

Der Begriff Systemtheorie bzw. Systemlehre stammt von Ludwig von Bertalanffy (1901 – 1972). Er verfasste eine „Allgemeine Systemtheorie", die unter dem Titel „General System Theory" veröffentlicht wurde. Bertalanffy versuchte in sozialen, biologischen und physikalischen Systemen gemeinsame Gesetzmäßigkeiten zu finden, d.h. sein System ist mehrniveaunal. Er konzipierte seine Systemtheorie als allgemeine Naturwissenschaft des Lebens. Sie beinhaltet Begriffe wie Ganzheit, Organisiertheit, Gerichtetheit, Zweckbestimmtheit und Differenzierung (vgl. Klassen, 2004, 26).

Bezogen auf alle Gruppen lässt sich sein Konzept des Systems wie folgt zusammenfassen: Es handelt sich um interagierende Elemente, die sich von ähnlichen oder andersartigen Gruppen von Elementen unterscheiden. Die Unterscheidung ergibt sich aus unterschiedlichen Wirkungen oder Funktionen, die im täglichen Leben bemerkbar sind als erwünscht oder unerwünscht. Die Mittel die dabei verwendet werden, sind Teil der Umwelt des Systems. Das System interagiert mit der Umwelt derart, dass die Systemelemente die Umwelteinflüsse koordinieren und die Verteilung möglicher Ressourcen selbst regulieren, um sich selbst zu erhalten oder zu entwickeln (vgl. de Zeeuw, 2005, 145-151).

Bertalanffy kritisierte die isolierte Betrachtung von Einzelphänomenen, die in der Realität niemals isoliert auftreten. Solche Phänomene seien vernetzt zu beschreiben. Daher setzte er der isolierten Einzelbetrachtung den Systembegriff entgegen.

Er unterschied zwischen offenen und geschlossenen Systemen. Ein geschlossenes System beschreibt er als binnenstabil, da es nicht in Wechselwirkung mit seiner Umwelt steht. Die Elemente eines geschlossenen Systems befinden sich im Gleichgewichtszustand in einer mathematisch eindeutigen Weise.

In einem offenen System dagegen befinden sich die Elemente in wandelbaren Verhältnissen, die durch unvorhergesehene Umwelteinflüsse verändert werden können. Diese interne Wandelbarkeit ermöglicht es dem System, sich in einem dynamischen Umfeld mehr oder minder zu stabilisieren. Bertalanffy führte hierzu den Begriff „Fließgleichgewicht" ein. Offene Systeme interagieren also mit ihrer Umwelt und ändern ihren Zustand ohne dabei die Systemstrukturen vollständig ändern zu müssen. Bei Umweltveränderungen stellen sie also ihre interne Organisation selbst um. Das wird als „Selbstorganisation" bezeichnet (vgl. www.de.wikipedia.org/wiki/Systemtheorie, 1.1.2006).

Bertalanffy stellte auch fest, dass ein System mehreren anderen Systemen angehören kann. Eine Kuh z.B. ist ein Subsystem ihrer Rasse oder ein Subsystem des Milchwirtschaftssystems (vgl. Zeeuw, 2005, 157).

Für Bertalanffy stellten systemische Methoden die einzige Möglichkeit dar, politische und gesellschaftliche Probleme zu lösen (ebd. 158).

3.3 Strukturell-funktionale Systemtheorie

Diese Theorie, konzipiert von Talcott Parsons (1902 – 1979), gehört zu den soziologischen Systemtheorien. Parsons bezeichnete mit dem Begriff Struktur die Systemelemente, die unabhängig sind von kurzfristigen Schwankungen im System-Umwelt-Verhältnis. Funktionen sind die dynamischen Aspekte eines sozialen Systems und gewährleisten die Strukturstabilität in einer sich ändernden Umwelt.

Parsons betrachtete Handlungen als grundlegende Elemente sozialer Systeme. Dabei ist Handlung keine kompakte Einheit mehr, die dem kognitiven und motivationalen Zentrum eines Akteurs entspringt, sondern ist vielmehr ein System. Dieses Handlungssystem ist selbst das Ergebnis des Zusammenspiels zwischen drei anderen Systemen: Kultur, Persönlichkeit und Gesellschaft. Handlung kommt gar nicht erst zustande, sollten irgendwelche Beiträge dieser Systeme ausbleiben.

Unterschiedliche Grade der Stabilität und Instabilität ergeben sich jeweils daraus, wie gut die drei Systeme korrespondieren und zueinander passen. Handlungen kommen nicht von den Individuen sondern von den Beziehungen zwischen Kultur, Gesellschaft und Persönlichkeit. Nicht Personen handeln, sondern das Handlungssystem. Um Handlungen zu verstehen, muss dieses System analysiert werden und nicht Bewusstsein, Intentionen oder Pläne des Akteurs (vgl. Fuchs, 2005, 51-53).

Parsons entwickelte das sogenannte „AGIL- Schema", um soziale Systeme zu analysieren. Alle Systeme müssen vier Funktionen erfüllen:

- Adaption (Anpassung)
- Goal Attainment (Zielerreichung)
- Integration (Integration) und
- Latent Pattern Maintenance (Strukturerhaltung)

Handlungen werden im Rahmen eines strukturellen und funktionalen Systemzusammenhanges betrachtet, und sind dabei Resultate jenes Systemzusammenhanges, der durch diese Handlungen gestiftet wird. Parsons beschreibt den Zusammenhang zwischen System und Systemelementen also als rekursiv, er berücksichtigt damit wechselseitige Ermöglichungs-, Verstärkungs- und Rückkoppelungsbedingungen (vgl. www.de.wikipedia.org, 18.1.2006).

3.4 Systemisch-funktionale Systemtheorie

Diese Theorie stammt von James Miller der Systeme als Ganzheiten betrachtete, die komplex, zielgerichtet und anpassungsfähig sind. Sie verfügen über die Fähigkeit bei geänderten Umweltbedingungen ihre Struktur zu verändern, wenn dies notwendig ist, um zu überleben und/oder Gesundheit zu erhalten. Das „soziale System Mensch" ist einem kontinuierlichen Wandel unterlegen, das über eine eigene Dynamik verfügt und sich einer genaueren Analyse und Beeinflussung von außen entzieht. Die wesentliche Frage bei Miller ist, welche Anpassungsleistungen soziale Systeme zu erbringen haben um ihre wesentlichen Systemfunktionen erfüllen zu können.

Miller berücksichtigt zwar, dass soziale Systeme umweltbezogen sind, legt seinen Schwerpunkt aber hauptsächlich auf die Systemerhaltung bei veränderlichen Umweltbedingungen. Die Fähigkeit zur Wandlung sozialer Systeme bleibt weitgehend unberücksichtigt (vgl. Neuman, 1998, 8).

11

3.5 Funktional-strukturelle Theorie

Dieser Ansatz wurde von Niklas Luhmann (1927-1998) begründet, der als *der* deutsche Vertreter und Begründer der Systemtheorie gilt. Luhmann sieht die bestimmenden Strukturprinzipien der Gesellschaft in den verschiedenen gesellschaftlichen Teilbereichen. In diesen Teilbereichen, wird unabhängig von den jeweils anderen Systemen, nach einer eigenen Logik gehandelt. Luhmann bevorzugt statt handeln den Begriff kommunizieren (vgl. www.uni-essen.de, 5.1.2006).

Erstmals wird die Umwelt nicht allein als Bedingungsfaktor von Systemen gesehen, sondern als grundlegender Faktor der Systembildung. Ein System erhält seinen Sinn durch die Grenzziehung gegenüber der nicht zu ihm gehörenden jeweiligen Umwelt. Diese Grenzziehung ist variabel und hängt von den Bedeutungsinhalten des sozialen Systems ab (vgl. Neuman, 1998, 9).

In der funktional-strukturellen Systemtheorie wird ein System definiert als ein „…ganzheitlicher Zusammenhang von Teilen, deren Beziehungen untereinander quantitativ und qualitativ produktiver sind als ihre Beziehungen zu anderen Elementen. Diese Unterschiedlichkeit der Beziehungen konstruiert eine Systemgrenze, die System und Umwelt des Systems trennt" (Willke, 1993, 282f).

3.6 Selbstreferentielle Theorie

Systemforscher wie von Schlippe & Schweitzer rechnen die Theorie der selbstreferentiellen Systeme zu den „systemischen Erkenntnistheorien"(vgl. von Schlippe, Schweitzer, 2003).
Vertreter sind Maturana, von Foerster aber auch Luhmann mit einem späteren Theorieansatz.

Der chilenische Neurobiologe Humberto Maturana (geb. 1928) prägte gemeinsam mit seinem Kollegen Francisco Varela (1946 – 2001) den Begriff der „Autopoiese" oder „Autopoiesis". Der Begriff kommt aus dem Griechischen und bedeutet soviel wie „selbst" und „tun".

In der selbstreferentiellen Theorie von Maturana besagt Autopoiesis,…"dass komplexe Systeme sich in ihrer Einheit, ihren Strukturen und Elementen kontinuierlich und in einem operational geschlossenen Prozeß mit Hilfe der Elemente reproduzieren, aus denen sie bestehen" (Willke, 1991, 6). Autopoietische Systeme sind zwar auf Energie- und Informationszufuhr angewiesen, sind aber in ihrer Tiefenstruktur der Selbststeuerung geschlossene Systeme, und in diesem Kern unbeeinflussbar und unabhängig von den Einflüssen der Umwelt. Das Herz-Kreislauf-System ist ein solches selbstreferentielles System, es erschafft sich aus eigenen Operationen selbst (vgl. Klassen, 2004, 27).

Maturana betrachtet ein System nicht mehr als real existierende Einheit. Für ihn ist ein System „… nicht ein Etwas, das dem Beobachter präsentiert wird, es ist ein Etwas, das von ihm erkannt wird" (Maturana, 1982, 39).

Heinz von Foerster formuliert das noch radikaler, er sagt: „Die Umwelt, so wie wir sie wahrnehmen, ist unsere Erfindung" (1985, 39).
Das bedeutet, dass die Umwelt keine reale Wirklichkeit ist, sondern nur eine Konstruktion und ein Konzept der Wirklichkeit. Von den Menschen konstruiert, um sich in der Welt zurechtzufinden. Dabei ist von Bedeutung, dass die konstruierten Konzepte nicht mit der Wirklichkeit an sich verwechselt werden (vgl. Neuman, 1998, 9-10).

Die Theorienbildung rund um den Systembegriff hat sich bis heute weiterentwickelt und ist nach wie vor nicht abgeschlossen. Charakteristisch für alle theoretischen Ansätze ist der Wunsch, eine Theorie zu entwickeln, die möglichst umfassend anwendbar ist. Das geht auch aus Bertalanffys Werk „Allgemeine Systemtheorie" hervor: „Wenn wir…den Begriff des Systems entsprechend definieren, so finden wir, dass es Modelle, Prinzipien und Gesetze gibt, die für verallgemeinerte Systeme zutreffen, unabhängig von der Natur dieser Systeme" (Bertalanffy, 1957, 8-12).

Systemtheoretische Modelle entstanden aus den unterschiedlichsten Denkrichtungen heraus, haben also, wie die Strömungen des 19.Jhd., keine einheitliche Grammatik. Allen gemeinsam ist jedoch die Idee von Ganzheit. Aus den Begrifflichkeiten dieses

Kapitels lassen sich allgemeine Ideen zu Systemen ableiten, denen sich das folgende Kapitel widmet.

4 Allgemeines zu Systemen

Dieses Kapitel geht der Frage nach, was allgemein unter einem System verstanden wird, wie ein System funktioniert, welche Besonderheiten Systeme haben können und welchen Sinn Systemmodelle haben.

4.1 Systembegriff

Das System ist eine Gesamtheit von Elementen (Subsystemen), die miteinander in Beziehung stehen und gegenüber der „Umwelt" durch eine Systemgrenze abgegrenzt sind. Die Elemente erhalten ihre Bedeutung erst durch ihre Funktion im System. Elemente eines Systems können daher nur im Systemzusammenhang und nicht einzeln analysiert werden. Die Besonderheit des Systems ist also seine Ganzheitlichkeit (vgl. www.olev.de, 28.1.2006).

„Bei Systemen unterscheidet man eine Makro- und eine Mikroebene: Auf der Makroebene befindet sich das System als Ganzes. Auf der Mikroebene befinden sich die Systemelemente. Strukturierung, Eigenschaften und Wechselwirkungen der Elemente auf der Mikroebene bestimmen die Eigenschaften des Gesamtsystems auf der Makroebene. Diese von der Mikroebene bestimmten Eigenschaften des Gesamtsystems bilden zugleich strukturelle Rahmenbedingungen, die steuernd auf die Elemente der Mikroebene einwirken.
Das System selbst ist wiederum Teil eines Ensembles von Systemen und bestimmt mit ihnen die Eigenschaften eines übergeordneten Systems" (www.de.wikipedia.org/wiki/System, 18.1.2006).

4.2 Wie funktioniert ein System

Ein System nimmt von Außen etwas auf (Input), verarbeitet es (Throughput) und gibt es wieder an die Umwelt ab (Output). Da das System aber ein Ganzes ist, lassen sich diese Vorgänge nicht durch eine einfache Ursache-Wirkungs-Kette erklären, da es Wechselwirkungen und Rückkoppelungsprozesse gibt. Das bedeutet, es muss „ganzheitlich" oder „vernetzt" gedacht werden. Bleicher meint: „Keine Variable in einem System beeinflusst eine andere, ohne von ihr selbst beeinflusst zu werden" (Bleicher, 2004, 51ff).

4.3 Besonderheiten von Systemen

Ein System grenzt sich mehr oder weniger nach außen ab, es muss also Strategien entwickeln um mit Einflüssen von außen umzugehen. Einerseits soll es seine Stabilität erhalten, andererseits muss eine gewisse Flexibilität gegeben sein (vgl. www.olev.de, 28.1.2006).

Systeme sind auch „selbstreferenziell", das bedeutet, dass sie sich nach außen abschotten und sich mit sich selbst beschäftigen. Eine Behörde, die nach außen keine Rechenschaft über ihr Tun abgeben muss, wäre ein Beispiel für ein selbstreferenzielles System.

Es gibt Systeme, die sich mehr oder minder selbst gestalten, z.B. das Herz, das ein System im System ist. Man bezeichnet das als „Autopoiese". Dieser Begriff wurde, wie in Kap.2 erwähnt, von Maturana und Varela geprägt.

4.4 Wozu Systemmodelle

Unsere Welt ist gekennzeichnet durch komplexe Erscheinungen wie Gruppen, Betriebe, Behörden, Verbände, Parlamente und die Gesellschaft selbst. Um diese Erscheinungen in ihrer Komplexität besser verstehen, gestalten und steuern zu können, haben sich Systemmodelle als brauchbar erwiesen (vgl. www.olev.de, 28.1.2006).

Systemmodelle sind z.B. Grundlage für und Ansatzpunkt von Qualitätsmanagement. Systemdenken ermöglicht die Erkenntnis, dass ein System mehr ist, als die Summe seiner Elemente, weil es Leistungen ermöglicht, die nicht die Addition der

Einzelleistungen der Elemente sind. Ein Fahrrad ohne Kette ist wertlos, d.h. das Fehlen eines Teils macht das ganze Produkt wertlos.

Systemmodelle ermöglichen und erfordern Denken in vernetzten Strukturen, es geht um Funktionen und Beziehungen, die dem kausalen Denken nicht zugänglich sind (vgl. www.olev.de, 28.1.2006).

Dieses Kapitel stellte eine Zusammenfassung zum allgemeinen Systemverständnis dar. Der folgende Teil wird auf einige systemische und ganzheitliche Ansätze in Medizin, Therapie und Pflege eingehen.

5 Systemisches Denken in Gesundheitsbereichen

Im Gesundheitsbereich sind ganzheitliche Ansätze sehr zu begrüßen, weil „Systemstörungen" meist mehrere Ursachen haben. Symptombehandlungen sind zwar eine Soforthilfe, lassen das zugrunde liegende Thema aber unberücksichtigt.

5.1 Traditionelle chinesische Medizin

Die traditionelle chinesische Medizin versteht den Menschen als ein System von Funktionskreisen. Die alte chinesische Philosophie vertritt die Auffassung, wonach es kein Dasein gibt, das für sich allein und isoliert von einem anderen besteht, sondern sich immer in einer wechselseitigen Beziehung befindet. Alles was sich in gegenseitiger Beziehung zueinander befindet, ist ständig einer dynamischen Veränderung unterworfen.

Im naturphilosophischen Weltbild der antiken chinesischen Ärzte war der Mensch Bestandteil der Natur, der in steter Wechselwirkung zu seiner Umwelt steht und, ebenso wie die Natur, dynamischen Zyklen und periodischen Entwicklungsphasen unterliegt. Für die Chinesen waren diese Wandlungen Ausdruck der Gesetzmäßigkeiten der Natur, Tao genannt (vgl. Römer, 4).

16

5.2 Homöopathie

Die Homöopathie wurde vom Arzt Samuel Hahnemann (1755 – 1843) zu Beginn des 19.Jhd. entwickelt, wobei die Ursprünge des homöopathischen Ähnlichkeitsprinzips auf den griechischen Arzt Hippokrates zurückgehen (vgl. Lockie/Geddes, 1999, 10-12).

Die Homöopathie ist eine Ganzheitsmedizin, die im Krankheitsfall nicht das Symptom bekämpft, sondern den Menschen als Ganzes sieht. Krankheit wird als Ungleichgewicht des ganzen Systems Mensch gesehen, wobei auch die Einflüsse der Umwelt des Systems berücksichtigt werden. Die Mittelwahl in der Homöopathie hat das Ziel, die Selbstheilungskräfte zu aktivieren um so das Gleichgewicht wiederherzustellen.

5.3 Psychobiographisches Pflegemodell nach Böhm

Erwin Böhm hat den Systembegriff zwar nicht ausdrücklich in sein Modell aufgenommen, spricht allerdings von einem ganzheitlichen Ansatz der seinem Modell zugrunde liegt. Böhm bezieht in sein Pflegemodell sowohl die Geschichte als auch das Umfeld des Klienten mit ein, um ihn und sein Befinden aus diesem Kontext heraus verstehen und betreuen zu können.

Für Böhm bedeutet Ganzheitlichkeit: „Meine Seele und die Seele des anderen verstehen zu lernen" (Böhm, 2001, 22). Böhms Grundanliegen für die Beschäftigung mit der Pflegeforschung war, das „seelische Manko" (ebd., 23) in der Krankenpflege zu beseitigen, da „ fast alle Pflegemodelle somatisch oder grundpflegerisch ausgerichtet sind" (ebd., 22). Mit derartigen Modellen lässt sich der Mensch nicht in seiner Ganzheit erfassen, sondern nur in Einzelaspekten (Anm.d.Verf.).

5.4 Systemische Therapie

Systemisches Gedankengut hat auch in der Psychotherapie Einzug gehalten. Spätestens seit der Interventionsform der „Familienrekonstruktion" von Virginia Satir (1916 – 1988) ist vernetztes Denken in verschiedene Therapien eingeflossen.

Mit einfachen Kausalketten lassen sich persönliche Probleme oft nicht mehr erklären und vor allem nicht lösen. Hier gilt es den Menschen nicht losgelöst als Einzelindividuum zu sehen, sondern in seinem vernetzten System von Familie und Umfeld. Jeder Einzelne ist Teil eines größeren Systems und wirkt im System. Genauso wie das System auf den Einzelnen wirkt. In der Therapie geht es darum die Gesamtheit des wechselseitigen Wirkens zu erfassen und Lösungsschritte für Probleme zu finden.

Gerade der Therapiebereich, sei es Psychotherapie oder „Körpertherapie" erweist sich für ganzheitliche Zusammenhänge wesentlich offener, als z.b. die westliche Medizin. Im Pflegebereich zählt man die Modelle von Rogers und King ebenfalls zu den Systemmodellen, den ganzheitlichsten Ansatz bietet aber vermutlich das Systemmodell von Neuman, das in Kapitel 5 vorgestellt wird.

6   Das Systemmodell von Betty Neuman

Das „Neuman Systems Model" ist eines der bekanntesten und profiliertesten Pflegemodelle der letzten zehn Jahre. Neuman hat für ihr Pflegemodell die Systemtheorie als Theorierahmen herangezogen. Sie ist der Meinung, dass systemtheoretische Überlegungen die Chance bieten, einen völlig neuen Zugang zur Professionalität zu entwickeln (vgl. Neuman, 1998, 10).

M. Hazzard hat bereits 1971 erkannt, welche Relevanz die Systemtheorie für die Pflege hat: „Die Allgemeine Systemtheorie verkörpert die Theorie organisierter Komplexität, in der alle Teilelemente miteinander in Wechselwirkung stehen. Eine solche Theorie lässt sich in der Pflege gut anwenden. Die Pflege ist ein solches komplexes System, da sie aus interagierenden Elementen besteht" (Hazzard, 1975, 383-384).

Neuman sagt, dass die Aufgaben und Rollen von Pflegenden immer komplexer und vielfältiger werden und damit eine umfassende Struktur notwendig wird, um alle Bereiche zu integrieren. Die Integration von systemischem Denken ins eigene Denken, würde eine Perspektive eröffnen, um sowohl sich selbst als auch die

Umwelt ganz anders wahrnehmen zu können. Die Anwendung systemischen Denkens auf die Pflege würde zwar viel Flexibilität erfordern, allerdings auch genug Raum für Kreativität lassen (vgl. Neuman, 1998, 19).

Die Grundidee von Neumans Pflegemodell ist, dass der Klient in seiner Gesamtheit gesehen wird. Sowohl die Entstehung als auch der Verlauf von Krankheit bzw. Gesundheit soll im Zusammenspiel zwischen Klient und Umwelt betrachtet werden. „Will man das Wohlbefinden von Klienten mit Hilfe eines ganzheitlichen Ansatzes schützen und fördern, müssen die Pflegehandlungen gezielt auf die sinnhafte und dynamische Organisation der Teile des Gesamtsystems abgestimmt werden, in das der Klient eingebettet ist. Die Wechselbeziehungen zwischen den Teilbereichen müssen richtig erkannt und analysiert werden, bevor darauf bezogene Pflegehandlungen stattfinden können" (Neuman, 1998, 26).

Im Systemmodell von Neuman wird die Person als Klientensystem bezeichnet. Werden die zentralen Begriffe der Systemtheorie auf dieses Klientensystem übertragen, ergeben sich als wichtigste Kategorien:

- Offenes System: Der Klient ist ein offenes interagierendes System. Dieses befindet sich in einem ständigen Austausch mit seiner Umwelt und wird kontinuierlich von dieser beeinflusst.
- Ganzheitlichkeit: Das Klientensystem setzt sich aus mehreren Elementen zusammen, genetischen Strukturen, Reaktionsmustern, organischen Gegebenheiten, Egostruktur, kognitiven Fähigkeiten sowie Energieressourcen. Geprägt wird der Klient durch physiologische, psychische, soziokulturelle, entwicklungsgeschichtliche und spirituelle Variablen, die in einer dynamischen Wechselbeziehung stehen. Das ergibt eine Einheit, die sowohl in sich als auch mit der Umwelt verwoben ist und mehr ist, als die Summe seiner Einzelaspekte.

- Homöostase: Das System Mensch strebt einen Gleichgewichtzustand an, der sich allerdings kontinuierlich verändert und sich damit in einem stetigen (Fließ-) Gleichgewicht befindet.

- Hierarchie: Ein System kann auch Subsystem von anderen Systemen sein. Das subjektive Wohlbefinden kann z.b. Subsystem eines Klientensystems sein.

- Zielgerichtetheit: Das Klientensystem ist zielgerichtet, um z.b. Gesundheit wieder herzustellen.

- Selbstorganisation: Durch Rückkoppelungsprozesse stabilisiert und verändert sich das Klientensystem selbstregulierend im Laufe seiner Entwicklung (ebd. 10).

Der Umweltbegriff gliedert sich bei Neuman in drei Teilaspekte:

- Inneres Milieu: es handelt sich um Kräfte oder Einflüsse, die innerhalb der Grenzen eines bestimmten Klientensystems angesiedelt sind.

- Externe Umwelt: sind Kräfte oder Einflüsse, die außerhalb eines Klientensystems angesiedelt sind.

- Geschaffene Umwelt: diese wird vom Klientensystem selbst entwickelt und beeinflusst alle Elemente des Systems, wird aber auch von diesen beeinflusst.

Das Klientensystem interagiert vor allem an den Grenzflächen mit seiner Umwelt. Es interagiert, indem es sich seiner Umwelt anpasst oder die Umwelt verändert und damit zur Anpassung zwingt. Interaktion und Anpassung führen zu einem jeweils unterschiedlichen Ausmaß an Harmonie, Stabilität oder Gleichgewicht in der Beziehung zwischen Klientensystem und Umwelt (vgl. Fawcett, 1998, 236ff).

Neuman hat ihr Modell zwar für die Pflege entwickelt, ist aber der Meinung, dass es durchaus auf die Arbeit anderer Gesundheitsfachberufe anwendbar ist. Sie sieht das Systemmodell auch nicht im Widerspruch zu anderen Modellen, sondern schließt deren Gültigkeit in ihre umfassende systemisch - ganzheitliche Betrachtungsweise mit ein. Weiters versteht sie ihr Modell nicht einer bestimmten Kultur zugeordnet, und somit übertragbar auf alle Kulturen (vgl. Neuman, 1998, 44).

Das Systemmodell hat seine Anwendbarkeit in der Praxis u.a in den USA, Kanada, England, Norwegen, Schweden, Brasilien und Südkorea unter Beweis gestellt. In Fachzeitschriften wurde immer wieder darüber berichtet, dass das Modell in der praktischen Arbeit unter verschiedensten Bedingungen anwendbar ist. (vgl. Fawcett, 1998, 253f).

Allerdings konnte weder in der verwendeten Literatur noch im Internet ein Hinweis gefunden werden, inwieweit die Vielzahl von äußerst unterschiedlichen Projekten und Studien, denen das Systemmodell zugrunde gelegt wurde, in der Praxis durchgehend Eingang gefunden haben.

Neuman hat die Bedeutung ihres Modells für den gesamten Pflegebereich immer wieder hervorgehoben, weil sie davon ausgeht, dass nur der systemische Ansatz die Voraussetzungen schafft, den Anforderungen in der Pflege gerecht zu werden (Neuman, 1998, 17).

Das nächste Kapitel bringt die persönliche Meinung der Autorin zum Ausdruck, was ganzheitliches Denken in der Pflege in weiterer Folge für eine Bedeutung haben könnte.

7 Bedeutung des Systemdenkens für die Pflege

Die Pflege ist ein Dienstleistungsbereich , in dem die „Warm – Satt - Sauber – Pflege" schon lange nicht mehr ausreicht um den Patienten zufrieden zu stellen. Auch ist sie kaum dazu geeignet, das Klientensystem in seinem Wohlbefinden zu fördern.

Es geht in der Pflege um das Erhalten bzw. Erreichen einer qualitativ hochwertigen Leistung. Diese Leistung kann nur erbracht werden, wenn es im Pflegebereich zu einem Umdenken kommt. Aufgabenbereiche müssen ganz klar erkannt und als solche definiert werden. Die verschiedenen Aufgabenbereiche oder Subsysteme sollten in ihren Vernetzungen ein funktionierendes Ganzes ergeben, das ein gemeinsames Ziel hat, nämlich Qualität in der Pflege.

Um dieses Ziel zu erreichen bedarf es mit Sicherheit eines ganzheitlichen Zugangs, der sich nicht auf das Pflegepersonal beschränkt, sondern alle hierarchischen Strukturen des Gesamtsystems durchdringt. Meines Erachtens ist es sogar unabdingbar, dass der ganzheitliche Gedanke zuallererst von der obersten Funktionsebene ausgeht. Wenn das große System ganzheitlich gedacht wird, kann es sich auf die einzelnen Subsysteme übertragen, in weiterer Folge von den Elementen der Subsysteme, dem Pflegepersonal, aufgegriffen werden und in der Pflege, als ganzheitliches Erkennen und Behandeln des Klienten, münden.

Hier möchte ich eine Stellungnahme von M.B. Aydelotte (1972, 23) wiedergeben, die bereits 1972 zu notwendigen Neuorientierungen in der Pflege anmerkte:

„...Wir müssen alles, was bisher an Untätigkeit, Apathie, Konkurrenzdenken, persönlichen Animositäten und gedanklicher Zensur gegeben war, hinter uns lassen. Wir müssen neue soziale Beziehungen entwerfen, um der Gesellschaft diejenigen Leistungen, mit denen sie uns beauftragt hat, tatsächlich erbringen zu können. Bleiben wir diesen Auftrag schuldig, wird die Gesellschaft die uns übertragene Verantwortung mit Sicherheit an andere weitergeben. Ein Teil der Pflegemanager sperrt sich gegen jede Veränderung und übersieht dabei die Tatsache, dass die Pflege als Beruf eine soziale Institution ist und dass soziale Institutionen, auch solche mit langer Tradition, in der heutigen Gesellschaft aufgrund sich ändernder Prioritätensetzung, Werthaltungen und Leistungen verschwinden oder sich verändern...".

Ich denke aber, dass der Pflegebereich nicht isoliert gesehen werden kann, und nur von diesem ganzheitliches Denken und Handeln gefordert wird. Die Pflege ist vernetzt mit zahlreichen anderen Systemen, wie z.B. dem medizinischen Bereich, dem Finanzierungsbereich, aber auch dem gesellschaftlichen Wertesystem. Es macht wenig Sinn, wenn die Pflege ganzheitlich denkt und handelt, während andere Bereiche nach wie vor im kausalen Denken verhaftet sind. Derartige Strukturen stellen für die Pflege einen mühsamen Weg dar, wenn sie in ihrem Bereich trotzdem qualitativ hochwertige Arbeit leisten will.

Will man im Gesundheitsbereich nachhaltig zum Wohle des Klienten agieren, müssen alle Subsysteme einbezogen werden. Alle, die damit befasst sind, müssen die Fähigkeit entwickeln in ganzheitlichen Zusammenhängen zu „schauen" und nicht nur in einzelnen Ursache – Wirkung – Beziehungen. Das Erkennen von Wechselwirkungen, Rückkoppelungsmechanismen, Kreisprozessen, sowie Aufschaukelungs- und Selbstregulationsprozessen ist meines Erachtens eine Grundvoraussetzung um zu verstehen, wie ein System funktioniert. Wenn wir nicht bereit sind, komplexe Zusammenhänge „neu zu denken", wird jede Problemlösung eine Symptombehandlung bleiben.

Die Fähigkeit ganzheitliche Zusammenhänge zu erfassen, bezeichnet das „Institut für Friedenspädagogik" als eine „...Perspektive des Denkens, Urteilens, Fühlens und Handelns, eine Beschreibung *wichtiger sozialer Fähigkeiten für die Zukunft*" (www.friedenspädagogik.de, 7.2.2006, Hervorhebung durch d. V.).

In diesem Rahmen kann aber auch das Gesundheitssystem nicht allein betrachtet werden, da es selbst wieder in Wechselbeziehung mit hierarchisch gleichwertigen Systemen steht, und gleichzeitig Subsystem eines übergeordneten Systems ist. Um zu einem großen Ganzen zu gelangen, wäre auch hier wieder die obige Forderung angebracht in ganzheitlichen Zusammenhängen zu schauen. Letztendlich gäbe es kein System, das davon unberücksichtigt bliebe, weil sich meiner Meinung nach, alle lebenden Systeme in Austausch und gegenseitiger Beeinflussung befinden. Daraus ergibt sich für mich die Schlussfolgerung, dass vernetztes Denken nicht wirklich an ein Ende gedacht werden kann, da jedes uns bekannte System wieder nur ein Subsystem und damit Teil eines übergeordneten Systems ist.

Das Resümee dieser Arbeit befasst sich daher, im Kontext des Systembegriffs, nicht mit Teilgebieten oder Einzelaspekten sondern mit den Möglichkeiten, die systemisches Schauen, vernetztes Denken und ganzheitliches Handeln für die Zukunft des Menschen bedeuten.

8 Resümee

Vernetztes Denken, ganzheitliches Denken, Denken in Systemen sind Begriffe, die uns Allen bekannt sind. Für mich hat sich erst im Laufe des Lesens, Schreibens, und immer wieder Umänderns ganz klar herauskristallisiert, wie komplex dieses Thema ist und dass es in keinem Lebensbereich vernachlässigt werden kann und darf. Ich glaube, dass ganzheitliches Denken, Verstehen und Handeln der Weg ist den wir gehen müssen, wenn wir unseren Planeten nachfolgenden Generationen bewohnbar hinterlassen wollen.

An dieser Stelle möchte ich einen Versuch beschreiben, den der Psychologe Dietrich Dörner durchführte:
Dörner simulierte im Computer eine afrikanische Region und bat Probanden, die Lebensbedingungen der Menschen in diesem Land im Verlauf eines Jahrhunderts zu verbessern. Die Probanden bauten Staudämme, siedelten Industrie- und Kraftwerke an, verbesserten die Medizin und die Hygiene, veränderten die Anbauarten und die Düngung usw. Die Teilnehmer erzielten zunächst Verbesserungen, aber in allen Fällen kam es nach einiger Zeit zu verheerenden Katastrophen. Der Hauptfehler der Probanden bestand darin, dass zwar zielstrebig ein Bereich verbessert wurde, aber die Nebenwirkungen ihrer Eingriffe auf andere Bereiche nicht bedacht wurden (vgl. Dörner, 1976).

In diesem Versuch zeigt sich, wie wichtig es wäre, wieder in vernetzten und zusammenhängenden Strukturen denken zu lernen. Auf die oben beschriebene Weise wird in alle Lebensbereiche eingegriffen, ohne zu bedenken, welche Konsequenzen damit verbunden sind. Nicht zuletzt auch deswegen, weil wir keine Ahnung haben, wie die uns umgebenden Systeme eigentlich funktionieren.
Genau genommen wissen wir nicht einmal, wie bzw. warum das System Mensch funktioniert. Das hindert uns aber nicht daran, an diesem System permanent herum zu experimentieren als ob es eine Maschine wäre. Wir sind weit davon entfernt, die Konsequenzen unseres Tuns, sei es im Bereich der Reproduktionsmedizin oder auf dem Gebiet der Genmanipulation, auch nur im Entferntesten zu erahnen.

Ich möchte diese Arbeit mit Worten des Biologen Frederic Vester (1925 – 2003) abschließen, der, wie schon Bertalanffy vor ihm, im ganzheitlichen Denken das Potential sah, sowohl gegenwärtige als auch zukünftige Krisen und Konflikte auf allen Ebenen zu überwinden.

„An der Schwelle zum dritten Jahrtausend und angesichts der von uns innerhalb weniger Jahrzehnte geschaffenen globalen Situation dürfte es somit an der Zeit sein einmal innezuhalten und uns auf ein neues Paradigma einzustellen, das sich an den auf unserem Planeten herrschenden Gesetzmäßigkeiten orientiert. Denn ehe wir uns und unseren Lebensraum einer immer unkontrollierteren Entwicklung aussetzen, sollten wir versuchen unsere Welt in ihrer tatsächlichen Vernetzung zu sehen, um mit den technologischen Möglichkeiten, die wir entwickelt haben, nicht weiterhin unbekümmert zu hantieren, sondern sie ab jetzt mit Systemverständnis einzusetzen.

Was wir dazu brauchen, ist eine neue Sicht der Wirklichkeit: die Einsicht, dass vieles zusammenhängt, was wir getrennt sehen, dass die sie verbindenden unsichtbaren Fäden hinter den Dingen für das Geschehen in der Welt oft wichtiger sind als die Dinge selbst. Denn wo immer wir auch eingreifen, pflanzt sich die Wirkung fort, verliert sich, taucht irgendwo anders wieder auf oder wirkt auf Umwegen zurück. Die Eigendynamik des Systems hat das Geschehen in die Hand genommen. Eine Korrektur am Ausgangspunkt ist nicht mehr möglich. Um zu erfassen, was unsere Eingriffe in einem komplexen System bewirken, kommen wir nicht umhin, das Muster seiner vernetzten Dynamik verstehen zu lernen" (vgl. Vester, 2005, Auszüge aus dem Vorwort).

9 Literaturverzeichnis

Aydelotte, M. (1972) : Nursing education and practice : Putting it all together. In: Journal of Nursing Education 1972. Nr. 2, 23.

Bertalanffy, L. von (1957): Allgemeine Systemtheorie. In: Deutsche Universitätszeitung 1957. Heft 12, 8 – 12.

Bleicher, K. (2004): Das Konzept Integriertes Management. 7.Auflage. Campus: Frankfurt, New York.

Böhm, E. (2004): Psychobiographisches Pflegemodell nach Böhm, Band I: Grundlagen. 3.Auflage. Maudrich: Wien, München.

Dörner, D. (1976): Problemlösen als Informationsverarbeitung. Kohlhammer: Stuttgart.

Fawcett, J. (1998): Konzeptuelle Modelle der Pflege im Überblick. 2.Auflage. Huber: Bern.

Fuchs, S. (2005): Handlung ist System. In: Baecker, D. (Hrsg.): Schlüsselwerke der Systemtheorie. VS Verlag für Sozialwissenschaften: Wiesbaden, 51 – 53.

Hazzard, M. (1975): An overview of systems theory. In: Nursing Clinics of North America 1975. Nr.6, 383 – 384.

Kant, Immanuel (1790) : Kritik der Urteilskraft. In: Weischedel, W. (Hrsg.): Theorie – Werkausgabe, 1968, Bd. 10. Suhrkamp: Frankfurt am Main.

Klassen, M. (2004): Was leisten Systemtheorien in der sozialen Arbeit? Haupt: Bern, Stuttgart, Wien.

Lockie, A. / **Geddes**, N. (1999): Homöopathie. BLV Verlagsgesellschaft: München, Wien, Zürich

Maturana, H. (1982): Erkennen: Die Organisation und Verkörperung von Wirklichkeit. Braunschweig, Vieweg: Wiesbaden.

Neuman, B. (1998): Das System Modell. Lambertus: Freiburg im Breisgau.

Römer, A. (2002): Akupunktur für Hebammen, Geburtshelfer und Gynäkologen. 3.Auflage. Hippokrates: Stuttgart.

Schlippe, A. von / **Schweitzer**, J. (2003): Lehrbuch der systemischen Therapie und Beratung, 9.Auflage. Vandenhoeck + Ruprecht: Göttingen.

Vester, F. (2005): Die Kunst vernetzt zu denken. 5.Auflage. dtv: München.

Wahrig, G. (1968): Wahrig deutsches Wörterbuch, Einmalige Sonderausgabe. Bertelsmann: Gütersloh.

Willke, H. (1993): Systemtheorie, 4.Auflage. Fischer: Stuttgart, Jena.

Zeeuw, G. de (2005): Ludwig von Bertalanffy – „General System Theory". In: Baecker, D. (Hrsg.): Schlüsselwerke der Systemtheorie. VS Verlag für Sozialwissenschaften: Wiesbaden, 145 – 171.

Verzeichnis der verwendeten Internetseiten:

www.de.wikipedia.org/wiki/Soziologische_Systemtheorie, 18.1.2006.

www.de.wikipedia.org/wiki/System (18.1.2006).

www.de.wikipedia.org/wiki/Systemtheorie (1.1.2006).

www.friedenspaedagogik.de/themen/globlern/gl_7.htm (7.2.2006).

www.muellerscience.com/SPEZIALITAETEN/Ganzheit/Ganzheitliches (18.1.2006).

www.olev.de/s/system.htm (28.1.2006).

www.systemische-beratung.de/systemtheorie.htm (16.1.2006).

www.uni-essen.de/einladung/Vorlesungen/methoden/luhmann.htm, (5.1.2006).